Bernhard Johannes Schmidt

Autist
und Suizid

Ringen mit der Option Tod

Gewidmet all jenen,
für die Hilfe leider zu spät kommt.

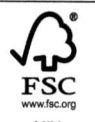

Bernhard J. Schmidt

Autist und Suizid
Ringen mit der Option Tod

© 2018 Bernhard J. Schmidt
Oberwarmensteinach
Alle Rechte vorbehalten.

ISBN: 978-3748100805

Herstellung und Verlag:
BoD – Books on Demand, Norderstedt.

Bibliografische Information der Deutschen Nationalbibliothek:
Die Deutsche Nationalbibliothek verzeichnet diese Publikation
in der Deutschen Nationalbibliografie; detaillierte bibliografische
Daten sind im Internet über http://dnb.dnb.de abrufbar.

Inhaltsverzeichnis

I. EINLEITUNG

Die Gründe für einen Suizid kann man in drei Kategorien unterteilen.

Die wohl meisten Suizide haben ihre Ursache in einer psychischen Störung, vornehmlich einer Depression. Diese begleitet mich die letzten Wochen in Form eines Burn-outs, also einer Überlastungs-Depression. Tage mit suizidalen Gedanken und ohne die Unterstützung durch „Freunde", die von meinem Zustand wussten.

Die zweite Kategorie haben als Ursache unheilbare Krankheiten, deren Verlauf man nicht miterleben möchte. Dies trifft nicht auf mich zu, da ich weitgehend gesund bin.

Bei der dritten Kategorie liegt der Grund für den Suizid nicht direkt in einer Depression oder unheilbaren Krankheit, sondern in einer kranken Gesellschaft, und erfolgt somit zumindest zum Teil aufgrund eines rationalen Kalküls, beruhend auf der Frage:

„Was für eine Zukunft kann ich in dieser kranken Gesellschaft erwarten?"

Diese Frage ist normalerweise schwer zu beantworten, da man zu wenig Kontakt mit der Gesellschaft und ihren vielfältigen Institutionen hat, um eine fundierte Antwort geben zu können. Doch dies ist bei mir anders.

Nach fünf Jahren Engagement im Bereich Autismus, der Entwicklung der ersten sozialpsychologischen und entwicklungsdynamischen Autismus-Theorie, der Veröffentlichung von über 30 Büchern und der Gründung und des Betriebs des ersten Hotels für Familien mit autistischen Kindern in Mitteleuropa, sind die Erfahrungen mit der Gesellschaft recht umfassend.

Der aktuelle desaströse Stand ist, dass das „Solidar Hotel Goldener Stern" trotz der Erfolge der letzten Monate und des mehrfachen Hinweises auf die bestehenden Probleme kurz vor der Insolvenz steht, weil verdiente finanzielle Unterstützung in letztlich bescheidenem Umfang von 40.000 EUR bisher ausgeblieben ist.

Doch selbst wenn sich ein Geldgeber finden würde / gefunden hätte, wäre es immer noch ein einsamer Kampf. Es wäre trotzdem keine personelle Unterstützung, aber dafür der nächste Burn-out in Sicht.

Auch die neue Autismus-Theorie wird trotz der vielfachen Bestätigung durch die Erfahrungen im Solidar Hotel ignoriert und ich persönlich seit Jahren ausgegrenzt – also gemobbt. Und das wirklich durchgängig von allen Akteuren im Bereich Autismus.

Die hohen Suizid-Raten, die niedrige gesundheitsbezogene Lebensqualität und das um das zweieinhalbfach erhöhte Risiko eines frühzeitigen Todes bei Autisten werden zudem einfach ignoriert.

So werden Autisten durch die Gesellschaft zum Tode verurteilt – durch Ignoranz.

Und die von mir entwickelte Theorie des „Symbiotischen Narzissmus als Gruppenphänomen" bietet zudem die Erklärung als auch Vorhersage, dass sich nichts daran ändern wird … außer zum Schlechten.

II. TAG 1, 13.11.2018

Heute habe ich folgende E-Mail an siebzehn Empfänger versendet, darunter „autismus deutschland", Aspies e.V., WGAS-Autismus, „Autismus Strategie Bayern" und viele Professoren und Doktoren, hauptsächlich Psychologen und Mediziner mit Fachgebiet Psychiatrie.

Betreff: Buchankündigung: "Autismus und Suizid. Von der Gesellschaft zum Tode verurteilt."
Datum: Tue, 13 Nov 2018 13:43:28 +0100
Von: Autismusberatung <bernhard@autismusberatung.info>
An: Schabert, Martina <Martina.Schabert@autkom-obb.de>, markus.witzmann@autkom-obb.de, info@autismus.de, Friedrich Nolte <friedrich.nolte@autismus.de>, Luise.Poustka@med.uni-goettingen.de, sven.bolte@ki.se, georg.theunissen@paedagogik.uni-halle.de, kai.vogeley@uk-koeln.de, noterdaeme.michele@josefinum.de, WGAS-Jennifer Kirchner <tagung@wgas-autismus.org>, Altgassen, A.M. (Mareike) <a.altgassen@donders.ru.nl>, leonhard_schilbach@psych.mpg.de, matthias.dose@kbo.de, C.Freitag@em.uni-frankfurt.de,

kampbeck@med.uni-marburg.de, hajo@aspies.de, rainer@aspies.de

Werte Damen und Herren,

Das Buch mit dem o.g. Titel wird meine nächste und zugleich letzte Veröffentlichung sein.
Ihr konsequentes Schweigen, Ihre Ignoranz und fehlende Unterstützung haben wesentlichen Anteil daran.

Es handelt von einem Suizid mit Ansage, der nicht, wie die vielen anderen Suizide von Autisten, einfach ignoriert werden kann und in der Statistik verschwinden wird. Wurde Sokrates wenigstens noch von der Bürgerschaft zum Tode verurteilt, geschieht dies heute durch Ignoranz.

Wenn sich die Welt als so verdreht darstellt, dass vermeintliche Helfer und Wissenschaftler eigentlich Henker sind, ohne selber den Strick um den Hals zu legen, wofür dann leben?

Wenn das Gute nicht nur bekannt, sondern auch nachweislich möglich wäre, aber nicht getan wird, und wenn die hohe Zahl an Suiziden bei Autisten einfach ignoriert wird, wozu dann leben?

Wenn allem in dieser "Kultur" das Wort "pretend" voran gestellt werden muss, der Hilfe, Wissenschaft, Freundschaft, Ehrlichkeit ... wozu dann leben?

Der eigene philosophische Tod, also aus Überlegung und nicht aus einer Depression heraus, ist das zentrale Grundrecht jedes Menschen.

Und nein, dies Schreiben ist kein Appell, denn dieser wäre vergebens, wie Theorie (Symbiotischer Narzissmus als Gruppenphänomen) und Praxis zeigen.
Es dient einzig und allein dem Zweck, eine nachträgliche Rechtfertigung in dem Sinne "Wenn wir es nur gewusst hätten!" zu verhindern.
Und es ist der Beginn des Buches ...

Beste Grüße
Bernhard J. Schmidt

Der Laie wird nun vermuten, dass es eine zeitnahe Reaktion geben würde, zum Beispiel mittels einer Aufforderung, aufgrund einer hohen Eigengefährdung doch in das nächste Bezirkskrankenhaus zu kommen. Oder alternativ durch eine Nachfrage, wie es um die Eigengefährdung denn steht.

So als Standardvorgehen in jedem Lehrbuch der Psychiatrie und Psychotherapie zu finden.

Doch der Laie irrt.

Zum einen greift sicherlich der in der Sozialpsychologie beschriebene „bystander effect", der zeigt, dass mit der Anzahl der Beteiligten die Bereitschaft zum Helfen / Handeln sinkt.

Zum anderen verbirgt sich hinter der Ignoranz die „Logik" des „Wer einen Suizid ankündigt, begeht ihn nicht". Und das in vollkommen irrationaler Kombination mit einem „Warum hat er/sie denn vorher nichts gesagt" nach einem unangekündigten Suizid.

Alternativ „Der/die will ja nur Aufmerksamkeit." und „Wir lassen uns nicht erpressen."

Dies alles steht einer wirkungsvollen Hilfe für (zum Beispiel aufgrund einer Depression) suizidgefährdete Menschen massiv im Wege. Und findet sich auch und gerade bei den „Profis", wie die nächsten Tage mit ziemlicher Sicherheit zeigen werden.

Nicht nur wird von diesen nichts vorbeugend gegen die hohen Suizid-Raten bei Autisten unternommen, sondern es unterbleibt auch jegliche wirkungsvolle Hilfe.

So stehen sie auf Bergen von Leichen.

Bilanz heute: Keine Reaktion, d.h.

     17 zu 0 für Suizid

III. TAG 2, 14.11.2018

Gefühlt steht es heute morgen 100 zu 0 für den Suizid.

Der Mitgesellschafter der Solidar GmbH hat gestern noch
auf die Weiterleitung der obigen E-Mail zusammen mit
meiner Ankündigung, dass eine zeitnahe Übernahme des
Solidar Hotels notwendig wäre, reagiert – mit dem
Hinweis, dass dies kein Problem wäre und er ein Pärchen
als Nachfolger hätte, beide zur Zeit mit guten Jobs in der
Schweiz. Es reicht ihm also nicht, dass er mich gemeinsam mit seinen (Ko-)Alkoholiker „Freunden" über die
letzten Monate in den Suizid treibt, er möchte es gleich
bei den nächsten auch noch versuchen.
Der Grund für die „100" liegt dabei nicht in der Ent-
täuschung über sein Verhalten – im Gegenteil.
Dass er ein narzisstisch-destruktives Alkoholiker-Arsch-
loch ist (Narzissmus ist die „Arschloch-Krankheit), das
ist mir schon länger klar und habe das auch mehrmals
deutlich geäußert, auch seinen Ko-Alkoholikern und
symbiotischen Narzissten gegenüber.
Es ist die Bestätigung meiner Theorie durch sein Verhalten, die Verzweiflung in mir hervorruft.
Bei ihm im „Kleinen", persönlichen, genauso wie bei den
Autismus- "Experten" im Großen und Allgemeinen.

16

So brauche ich zur Zeit viel Energie, nicht dem Impuls zu folgen, gleich die Plastiktüte über den Kopf zu ziehen oder die CO2-Flasche aufzudrehen.

Wesentliche Gründe, dies (noch) nicht zu tun, sind zum einen dieses Buch, zum anderen mein rezeptfreies, vierpfotiges Antidepressivum, meinen Hund Krishna, den ich vorher noch seiner Züchterin zurückgeben müsste.

Ich wüsste nicht, ob ich noch unter den Lebenden weilen würde, ohne die täglichen zwei Stunden mit Krishna im Wald.

Das Verhalten der „beteiligten" Personen bestätigt die Theorie des „Symbiotischen Narzissmus als Gruppenphänomen".

Eine zentrale Aussage der Theorie ist, dass Narzissten mittels Destruktion nach der Verwirklichung des Wunsches nach Wirkmächtigkeit streben.

Ein konstruktives Vorgehen ist ihnen nicht möglich, da es sie mit der Realität und Möglichkeit des Scheiterns konfrontieren würde. Konstruktives Handeln würde zudem Kompetenzen voraussetzen – Destruktion aber nicht. Kaputt machen kann jeder.

1 Suizid in einer narzisstisch-destruktiven Gesellschaft

Nicht Deutschland schafft sich ab, sondern unsere Gesellschaft. Und das nicht durch die Aufnahme von Flüchtlingen, sondern durch Entsolidarisierung.

Die Solidarität sowohl mit den Zeitgenossen, egal welcher Herkunft, als auch zukünftigen Generationen ist weitgehend verloren gegangen.

Eltern kaufen sich lieber einen neuen SUV, mit dem sie die Umwelt verpesten, als das Geld in die Zukunft ihrer Kinder und Enkel zu investieren. Auch die, die sich selber als Unternehmer „Gemeinwohl Ökonomie" attestieren und von einer „enkeltauglichen Zukunft" schwadronieren.

Die Gesellschaft ist a-sozial geworden. Der Andere und seine Bedürfnisse interessieren nicht mehr. Rettungskräfte werden zunehmend angegriffen und beschimpft. Möglichkeiten sozialer Interaktion, die für die Entwicklung von Kindern, egal ob autistisch oder nicht, notwendig ist, werden immer weniger.

Es ist für die Menschen kein Problem, im Baumarkt für 9,99 EUR den Satz Garten-Solar-Lampen zu kaufen, der nach wenigen Tagen defekt ist und auf dem Müll landet. Aber 10,- EUR für das Solidar Hotel zu spenden, welches preiswerten Urlaub für Familien mit (autistischen) Kindern und dadurch Erholung und soziale Interaktion ermöglicht, das haben von ca. 6.000 Betrachtern der Bitte auf Facebook gerade einmal 40 getan.

Und auch die Vorsorge für Krisen erfolgt nur noch egoistisch, nicht mehr sozial. Es wird für sich selber genug Wasser und Klopapier gebunkert und Maßnahmen zur Verteidigung der eigenen Vorräte getroffen, statt sich soziale Strukturen zu überlegen und zu etablieren, die in einer Krise das Überleben ermöglichen können.

Dabei wird durch die „Individualisierung des Irrationalen" nur das destruktive Verhalten von den Mächtigen wie Trump, Johnson, Erdogan ... wahrgenommen. Doch diese sind entweder von einer großen Gruppe von Bürgern gewählt oder werden von diesen unterstützt. Bombardieren diese Mächtigen andere Länder, dann ist das nicht nur die Befriedigung des Bedürfnisses nach Wirkmächtigkeit durch Destruktion durch einzelne Potentaten – es ist letztlich ein kollektiver Akt der Zerstörung, ein Suizid auf Raten, persönlich wie gesellschaftlich. Dass in so einer Gesellschaft auf Suizid nur mit Unfähigkeit und Ignoranz reagiert wird, wen wundert es?

Auch heute keine Reaktion der vermeintlichen „Experten und Spezialisten". Und auch die Jungs mit den weißen

Turnschuhen standen nicht vor der Türe. Dies ist insofern verwunderlich, da sowohl subjektiv wie objektiv ein maximales Suizid-Risiko vorliegt. Um dies festzustellen braucht es keinen Prof. Dr. Dr. und auch keinen Leiter einer „Ambulanz für Störungen der sozialen Interaktion". Zählt man die recherchierbaren und letztlich bereits bekannten Tätigkeiten der letzten zwei Jahre von mir und der daraus fast notwendiger Weise entstehenden Überlastungs-Depression (einem Burn-out) zusammen mit dem seit Jahren erlittenen Mobbing, dann reicht auch ein Laie, um das hohe Risiko für einen Suizid zu erkennen. Zur „Verteidigung" muss allerdings angefügt werden, dass es ja eben diese „Experten" sind, die mich seit Jahren mobben. Der konsequente, über eine längere Zeit währende Ausschluss von sozialer Interaktion und Kommunikation durch eine Gruppe ist Mobbing! Und dass die „Experten" konsequent mobben, also auch bei bereits vorhandenem hohem Suizid-Risiko ihr Verhalten nicht ändern, ist ja als „avoidance of change" fast verständlich.

Liebe Ärztekammern, mindestens allen oben in der E-Mail genannten Personen mit evtl. vorhandener Zulassung als Psychiater oder Psychotherapeut muss diese aufgrund lebensbedrohender Inkompetenz aberkannt werden!

In Taiwan ist man da bereits weiter. Dort ist das Verbrennen von Holzkohle in geschlossenen Räumen eine bevorzugte und verbreitete Suizid-Methode.

Deshalb hat eine Supermarkt-Kette die Kassen so programmiert, dass beim Kauf von Grillkohle ohne Grillfleisch eine Warnung aufleuchtet. Die Kassiererinnen sind dann angehalten, den Kunden anzusprechen und gegebenenfalls die Telefonnummer einer Beratungsstelle zu geben. In Taiwan machen also Kassiererinnen das, zu dem bei uns nicht einmal „Experten" in der Lage sind.

So bleibt es heute bei
100 zu 0 für den Suizid

IV. TAG 3, 15.11.2018

Es geht mir gut, habe gut geschlafen und bin erholt, ja geradezu euphorisch aufgewacht.

Die suizidalen Gedanken und Planungen sind fast verschwunden. Und das, obwohl das rationale Kalkül sich eher verschlechtert hat.

Die per E-Mail an meinen Mitgesellschafter gerichtete Frage, ob es ihm und seinen „Freunden" nicht reichen würde, mich in den Suizid zu treiben, sondern er es gleich mit den nächsten Menschen ausprobieren muss, blieb unbeantwortet. Von ihm wie auch von seinen „Freunden". Eine angekündigte Besichtigung des „Sterns" gemeinsam mit den neuen Opfern entfiel einfach.

Die Besserung meines Zustands birgt sowohl eine große Gefahr und zugleich Erkenntnis in sich.

Eine gefährliche (Selbst-)Täuschung ist die vermeintliche Besserung des depressiv-suizidalen Zustands.

Die Planung des eigenen Suizids oder auch eines Amok-Laufs befreit erst einmal von vielen Tätigkeiten und Verpflichtungen. Alles verliert seinen Wert und seine Notwendigkeit.

Die To-Do-Liste wird weitgehend gestrichen. Keine Steuererklärung, kein Ausräumen von eigenem Werkzeug

und eigenen Bildern aus dem „Stern", kein Beschneiden
von Büschen und Bäumen ... Unbezahlte Rechnungen –
egal, Mahnung – so etwas von egal ...
Dies führt natürlich zu einer Entlastung.
Doch sowohl die Depression als auch der Suizid lauern
an jeder Ecke, bei jeder stärkeren Belastung, bei jedem
„falschen" Gedanken. Das Risiko ist und bleibt über
Wochen hoch, darüber sollte man sich nicht hinweg
täuschen. Und gerade eine plötzliche, vermeintlich
„positive" Veränderung sollte von der Umgebung nicht
leichtfertig als Besserung, sondern durchaus als Zeichen
für einen möglichen Suizid verstanden werden.
Ein großes Risiko ist auch, sofort wieder in alte Verhal-
tensmuster zu fallen, sofort wieder die To-Do-Liste zu
füllen, ...
Meine To-Do-Liste bleibt deshalb weiterhin kurz:
Mit Krishna mindestens zwei Stunden am Tag in den
Wald gehen und das Buch füllen – Punkt
Die Besserung des Befindens trotz der Verschlechterung
des rationalen Kalküls zeigt mir zugleich, dass es den
(rein) rationalen Suizid nicht gibt, sondern dass letztlich
fast immer eine Depression dahinter steckt.
So werde ich die Bewertung des aktuellen Zustands nun
unterteilen.
Depression (bisher 10 von 10 Punkten)
        7 von 10 Punkten

Rationales Kalkül
150 zu 0 für Suizid

Ein Tagebuch über die Entwicklung der Option des eigenen Suizids ist letztlich ein intellektueller Amok-Lauf. In diesem Fall mit Ankündigung. Und vielleicht nicht alle, aber die meisten Suizide und auch Amok-Läufe werden vorher angekündigt. Aber diese Ankündigungen werden häufig überhört, die Vorbreitungen übersehen.

Viele haben zudem ihre Ursache in vorhergehendem Mobbing.

Dabei sind das Überhören der Ankündigung eines Suizids oder Amok-Laufs auf der einen, und Mobbing als Ursache für Suizid oder Amok auf der anderen, die beiden Seiten der gleichen Medaille.

Wie reagieren Mobber auf den Vorwurf des Mobbings? Mit Mobbing!

Wie reagieren durch symbiotischen Narzissmus definierte Gruppen auf den Vorwurf des Narzissmus? Mit Mobbing!

Narzissten haben weder eine Krankheitseinsicht noch Unrechtsbewusstsein. Narzissten können nur eins: beleidigt sein.

Das Ausbleiben jeglicher Reaktion der von mir kontaktierten Personen hat seinen Grund nicht in einer

„Erschütterung" oder Ratlosigkeit und auch nicht in einem schlechten Gewissen. Der einzige Grund ist eine narzisstische Kränkung, die ein weiteres Mobbing des „Störenfrieds" nach sich zieht.

„... wie Olweus [1991] darlegte als er die bei Mobbing beteiligten Gruppenmechanismen beschrieb, gibt es graduelle kognitive Veränderungen in der Wahrnehmung des Opfers durch die Peers. Mit fortschreitendem Mobbing beginnen sie das Opfer als abweichend und wertlos zu sehen und dass es die Schikanierung beinahe verdient hat; zusammen mit diesen kognitiven Veränderungen wird das Opfer noch unbeliebter. Es wird eine soziale Norm der Gruppe, das Mobbingopfer nicht zu mögen."

[Salmivalli et al. (1996): Bullying as a Group Process]

Sieht man nicht nur „Bullying as a Group Process", sondern auch „Symbiotischen Narzissmus als Gruppenphänomen", dann wird das Verhalten, also das Ausbleiben jeglicher Reaktion auf meine „Provokationen", der „scientific community", Selbsthilfegruppen als auch des Mitgesellschafters und seiner „Freunde" erklärbar. Es wird auch deutlich, dass man nicht auf Einsicht oder Änderung des Verhaltens hoffen sollte. Die in den letzten Monaten so oft angekündigte und fest zugesagte Hilfe war, ist und bleibt nur „pretend", also nur vorgetäuscht.

1   Wrong World

Ja, die Welt ist schön! Es scheint die Sonne, und diese
wird den Frost der letzten Nacht vertreiben und für
Wärme sorgen. Noch ein paar Sätze in die Tastatur
hämmern … und dann mit Krishna hinaus in den Wald.
Nur leider ist man bei aller Schönheit der Natur und
allem Wohlstand in unserer Gesellschaft als Mensch auch
ein soziales Wesen, das für Entwicklung und Wohlbefinden soziale Interaktion benötigt. Nicht ohne Grund
sind Verbannung und Exkommunikation die härtesten
Strafen. Und deshalb wirkt Mobbing so tödlich.
Dass man in einer „falschen Welt" lebt, erfährt man auf
zwei Arten. Zum einen durch das Fehlen des Verständ-
nisses für das weitgehend irrationale, unbewusste und
gruppen-abhängige Verhalten der Mitmenschen, bei
denen die Gruppenzugehörigkeit vor allem durch
gemeinsame irrationale Handlungen definiert wird.
Das fängt bei vermeintlich okkulten Handlungen diverser
Sekten an und hört bei irrwitzigen Moden und Verhal-
tensweisen auf.
Zum anderen wird einem fast permanent deutlich
gemacht, dass man nicht dazu gehört, dass man hier und
auch dort nichts zu suchen hat, dass man nicht zählt und
nicht wahrgenommen wird, dass man nicht erwünscht ist.

26

V. TAG 4, 16.11.2018

Depression
  9 von 10 Punkten
Rationales Kalkül
  1.000 zu 0 für Suizid

Ich bin erschüttert, zutiefst erschüttert, habe schlecht
geschlafen und bin nicht erholt, sondern erschöpft
aufgewacht. Mein Zustand hat sich massiv verschlechtert.
Zwar ist es nützlich, wenn man sich theoretisch der
Bedingungen in dieser Welt und Gesellschaft bewusst ist,
aber wenn einen die ganze Härte dann persönlich trifft,
nützt all die Theorie nur wenig.
Kaum hatte ich gestern die letzten Zeilen geschrieben
und war mit Krishna im Wald unterwegs, da klingelte das
Mobiltelefon. Der Mitgesellschafter kündigte seinen
Besuch innerhalb der nächsten Stunde an, war also schon
im Ort. Begleitet wurde er sowohl von einem seiner
„Freunde", der schon die letzten Monate immer als
„Joker" fungierte. „Th. kann das, Th. macht das, Th. hat
Einfluss, Th. hat einen Freund, der helfen kann …"
Zum anderen war auch das Pärchen dabei, das als
zukünftige Betreiber angekündigt war.

Zum Glück war mir sofort klar, dass keine Hilfe kommen wird – im Gegenteil. Dass nicht die „Kavallerie" in letzter Minute herbeieilt, um die mächtige Option „Suizid" nicht zur Realität werden zu lassen.

Und so war es auch. Keine Nachfrage nach meinem Befinden, kein Angebot der Hilfe, keine Sorge um meine Zukunft – nur der Versuch einer feindlichen Übernahme der Geschäftsführung durch Überrumpelung. Mir wurde ein Schreiben vorgelegt, durch das ich meine Geschäftsführung niederlege und an Th., den „Joker" übergebe. Dabei ist Th. ein alter Mann mit angeschlagener Gesundheit und ohne jegliche Kompetenz im Bereich Hotellerie, Gastronomie … er ist evangelischer Theologe.

Der zudem die letzten Monate die Möglichkeit ungenutzt hat verstreichen lassen, mich und das Projekt zu unterstützen, und sich dadurch auch die notwendigen Kompetenzen wenigstens teilweise anzueignen.

Also, so wie die letzten Monate, einmal mehr eine Pseudolösung. Und keine Wahrnehmung meiner Person, meiner erbrachten Leistungen, meiner Kompetenzen …

So habe ich die Unterschrift verweigert und die Herren des Hauses verwiesen. Hätte ich dagegen auf Hilfe gehofft, die Überrumpelung wäre wohl gelungen.

Weiterhin stellte sich heraus, dass das Pärchen natürlich nicht ihre guten Jobs in der Schweiz aufgeben wollte, um den „Stern" zu übernehmen.

Sie waren mitgekommen, um zu helfen.

Und das haben sie!

Zwei Menschen, die als Kollegen aus der Hotellerie das Projekt, meine Leistungen und die Ziele verstanden haben. Und als Menschen sich um mich und mein Wohlbefinden gesorgt, und nach Möglichkeiten der Unterstützung gefragt haben. Sie wollen in zehn Tagen wiederkommen, um mir hier zu helfen.

In einer akuten Suizid-Gefährdung braucht man einfach solche Menschen. Ohne diese Menschen (!) wäre das Buch hier wohl zu Ende.

Und auf einmal ist auch das benötigte Geld da.

Seit Beginn des Projekts waren die Probleme bezüglich Liquidität und Heizungen bekannt. Auf die vielfachen Erinnerung an die Notwendigkeit, diese Probleme zu lösen, hörte ich immer nur „Ich habe kein Geld, ich kann nicht helfen." Dafür wurde ich angepöbelt und meine Leistungen und Kompetenz in Frage gestellt.

Nun ist das Geld auf einmal da, trotz meiner Weigerung, die Geschäftsführung zu übertragen und trotz des Rauswurfs. Es ist aufeinmal nicht nur das Geld da, um die Liquidität zu sichern, sondern auch zum Tausch der Heizungen.

Da wird schlagartig Realität, was mir lange bewusst war.

Dass das „Ich kann nicht helfen." eine Lüge war und eigentlich „Ich will nicht helfen." hätte heißen müssen.

Dass man mich also bewusst hat ins Messer laufen, es mit Absicht bis zum Äußersten getrieben hat.

Narzissmus ist und bleibt die Arschloch-Krankheit!

Zum Glück gibt es den „Goldenen Stern" und die Erfahrungen der letzten Monate, wie gut, richtig und wichtig dieser ist. Es gibt eine Aufgabe für mich, die sich zum Weitermachen und Weiterkämpfen lohnt.

Aber was machen die vielen Autisten, denen, ausgegrenzt und marginalisiert, so eine Aufgabe fehlt?

Wie ergeht es in einer ähnlichen Situation Autisten, die nicht über diese Menge an Energie und Selbstheilungskräften verfügen wie ich, nicht das Hintergrundwissen und keinen Krishna haben?

Die auf Hilfe hoffen – und doch nur erneut enttäuscht werden?

1.1   pretend ...

NT-Kinder zeigen „pretend play", die „so tun als ob"-Spiele. Zum Beispiel so zu tun, als ob man mit einer Banane telefoniert. So lernen NT-Menschen von Kindesbeinen an, so zu tun als ob. Und das nicht nur beim Spiel, sondern überall.

Sie lernen so zu tun, als ob sie Freunde wäre, und so zu tun, als ob sie helfen wollten und würden, so zu tun, als ob sie Wissenschaftler wären. Da sie nur so tun, als ob sie

Wissenschaftler wären, brauchen sie auch eine „scientific community", um Wissenschaft zu definieren. Dabei ist das, was im Bereich Autismus passiert, nicht Wissenschaft, sondern Barbarei.

Autistische Kinder zeigen kein „pretend play".

Deshalb sortieren autistische Kinder auch lieber die Spielzeugautos nach Größe, als so zu tun, als ob es echte Autos wären. Für autistische Kinder sind Spielzeugautos Miniaturen echter Autos. An diesen Miniaturen kann man bestenfalls die Technik erkunden, z.B. bei Frontladern, Auto- oder Holztransportern … Traktoren ...

Deshalb spielen autistische Kinder auch lieber mit technischem „Spielzeug" wie Metallbaukästen …

Sie lernen aber deshalb auch nicht, so zu tun, als ob.

Und lernen auch nicht zu erkennen, ob jemand nur so tut, ein Freund oder gar Wissenschaftler zu sein, oder dies wirklich ist.

Hier liegt meiner Meinung nach einer der Gründe, weshalb Autisten ein übergroßes Risiko haben, Opfer zu werden zum Beispiel von materieller und sexueller Ausbeutung durch falsche Freunde. Oder Opfer von Menschen mit einer narzisstischen Persönlichkeitsstörung zu werden.

1.2 Infrahumanisation

Infrahumanisation beschreibt das Phänomen, dass Menschen, die nicht der Eigen-Gruppe zugeordnet werden, als weniger menschlich wahrgenommen werden als die Mitglieder der Eigen-Gruppe. Letztlich ist es aber kein „weniger" sondern ein „gar nicht". Man wird nicht als Mensch mit Fähigkeiten, Bedürfnissen, Rechten, ... wahrgenommen. Dies Phänomen zeigt sich in der Geschichte immer wieder, wie zum Beispiel in den USA ... letzlich bis heute:

„Zwischen dem Ende des Bürgerkriegs und dem Zweiten Weltkrieg forderte die Lynchjustiz in den USA mehr Opfer als bislang bekannt. Tausende Schwarze, die de jure 1865 aus der Sklaverei befreit wurden, wurden in den Südstaaten wegen geringster Vergehen oder auch nur vermeintlicher Verfehlungen brutal geschlagen, gefoltert und getötet. Des tatsächlichen oder angeblichen Angriffs auf weiße Frauen oder Männer oder eines anderen Verbrechens bedurfte es dafür nicht; Schwarze wurden getötet, weil sie es an „Respekt" gegenüber Weißen hatten mangeln lassen, den Bürgersteig nicht freigaben oder in Räume traten, in denen weiße Frauen saßen.

Die Lynchaktionen wurden keineswegs überwiegend im Schutz der Nacht von einzelnen Extremisten verübt, die sich unter den weißen Masken des Ku-Klux-Klans verbargen. Oft fanden sie statt bei hellem Tageslicht auf öffentlichen Plätzen vor Gerichtsgebäuden und christlichen Kirchen. Zeitungen kündigten sie im Vorfeld an. Hunderte Schaulustige versammelten sich. Schulstunden fielen aus, um auch Kinder den mörderischen Spektakeln beiwohnen zu lassen. Millionen Schwarze flohen in den Norden oder Westen des Landes, um sich und ihre Familien vor der jederzeit drohenden Selbstjustiz des Mobs in Sicherheit zu bringen. "
[https://www.welt.de/politik/ausland/article137374360/Unfassbares-Grauen-bei-Amerikas-zweiter-Sklaverei.html]

Autisten werden nicht öffentlich gefoltert und gelyncht, das nicht. Aber Autisten werden stigmatisiert durch eine Definition als „Störung", Behauptung des Fehlens von Empathie, Ausgrenzung und Marginalisierung.
Autisten werden nicht nur zu Opfern von Mobbing, sondern die meisten werden überhört und ihnen wird echte Hilfe verweigert.
Der Preis, den Autisten dafür zahlen, ist hoch.
Die Pseudo-Hilfe, die man ihnen angedeihen lässt, kommt vor allem nur den vermeintlichen Helfern zu Gute.

Die vermeintlichen Bemühungen z.B. durch auticon,
autworker … Autisten in den ersten Arbeitsmarkt zu
integrieren, nützen nur wenigen Autisten, aber dafür viel
den vermeintlichen Helfern und der Industrie.
Autistische Kinder werden mit MMS (Miracle Mineral
Supplement) und ABA (Applied Behavior Analysis)
gequält. Und auch wenn ABA unter dem Deckmantel der
vermeintlich wissenschaftlichen „Evidenzbasierung"
daher kommt und als „Goldstandard" verkauft wird, ist es
genauso Scharlatanerie wie die Anwendung von MMS.
Ohne zu wissen und/oder wissen zu wollen, was
Autismus überhaupt ist, schwafeln Professoren wie Dr.
Röttgers über „Intensive Frühintervention als Chance für
mehr Selbständigkeit und Lebensqualität für Kinder im
Autismus-Spektrum." und verkaufen altes ABA in neuen
Schläuchen – Scharlatanerie 2.0.
„Autismus Deutschland" wie auch Aspies e.V. etc.
befriedigen nur die narzisstischen Bedürfnisse ihrer
Repräsentanten und Führungsebenen.
Und die autkoms hier in Bayern schaffen zwar Arbeits-
plätze, aber nicht für Autisten. Es wird „beraten", aber
nichts getan, schon gar nicht für Autisten.
Weil Autisten die unbewusste Gruppen-Kommunikation
fehlt und sie nicht unbewusst die Gruppennormen imi-
tieren, werden sie von Gruppen ausgeschlossen und nicht
als Teil der Eigen-Gruppe wahrgenommen.

Als Folge werden sie von der Gesellschaft nicht als Menschen wahrgenommen.

Außer einer Hand voll „Haus-Autisten", die auch, so wie die anderen Pseudo-Helfer, nur ihre eigenen Bedürfnisse befriedigen und als „Selbstvertreter" wirklich nur sich selber vertreten.

Dadurch werden viele, viel zu viele Autisten von der Gesellschaft zum Tod durch Suizid verurteilt.

VI. TAG 5, 17.11.2018

Depression
    6 von 10 Punkten
Rationales Kalkül
    1.000 zu 0 für Suizid

Das finanzielle Überleben des Solidar Hotels ist erst
einmal gesichert – das entlastet.
Eine tiefe Erschöpfung und auch Verletzung bleibt.
Und es wird wohl niemanden mehr wundern, dass auch
weiterhin keine Reaktion der „Experten" gekommen ist.
Dabei gäbe es viele Gründe dafür, sich mit mir in Verbin-
dung zu setzen. Neben dem Standardvorgehen bei Suizid-
Gefährdung, menschlichem Verhalten, Hilfeleistung …
wäre da auch noch wissenschaftliches Interesse am
Thema „Depression und Suizid bei Autisten".

1   Bölte und die Kapitulation der „Wissenschaft"

In 2016 war Prof. Dr. Sven Bölte, einer der Adressaten
der oben wiedergegebenen E-Mail, Ko-Autor einer
großen Studie mit dem Titel:
Premature mortality in autism spectrum disorder

T. Hirvikoski, E. Mittendorfer-Rutz, M. Boman, H.
Larsson, P. Lichtenstein and **Sven Bolte**
The British Journal of Psychiatry 1–7 (2016).
doi: 10.1192/bjp.bp.114.160192

Die Ergebnisse der Studie waren katastrophal. Autisten
haben ein um das 2,6fache erhöhtes Risiko eines frühzeitigen Todes.

"Suizid
Personen mit ASS aber ohne intellektuelle Beeinträch-
tigung zeigten ein höheres Sterblichkeitsrisiko durch eine
spezifische Ursache: Suizid.
'Es gibt eine sehr klare Verbindung zwischen ASS ohne
intellektuelle Behinderung und einem erhöhten
Suizidrisiko", sagte Dr. Hirvikoski. "Die klinischen
Richtlinien für suizidale Patienten müssen unbedingt bei
Personen mit ASS befolgt werden.'"
[https://psylex.de/entwicklung/autismus/sterblichkeit.html]

Man könnte nun meinen, dass in der Folge alle Mittel und
Wege nicht nur der Wissenschaft genutzt worden wären,
um die Ursachen für dieses hohe Suizid-Risiko zu erfor-
schen und in Zukunft zu reduzieren. Zugleich ent-
sprechende Hilfsstrukturen aufzubauen …
Doch nichts dergleichen ist geschehen.

In 2018 erklärt Bölte im Editorial des Fachjournals „autism" den Beginn einer neuen Ära in der Autismus-Forschung:

„*A new era for autism research, and for our journal*"
„The core ethos of this journal must include ensuring that everyone who participates in autism research has their views taken into account.
This takes us, of course, to the symbol that used to occupy the cover of this journal – the puzzle piece.
...
But what has become much clearer recently is that autistic selfadvocates and many who support them have not only felt that the puzzle piece does not capture their view of autism itself, but that the failure of organisations such as this journal to act in response constitutes a core disrespect, as if their voices and opinions did not matter equally to other people's (Brook, 2016).
It is interesting to consider some of the objections to the puzzle piece, as these highlight how views about autism are changing, and that this is partly driven by autistic selfadvocates and their allies. One criticism of the puzzle piece is its implication that autistic people are a problem requiring a solution. This widely-held idea is increasingly contested in mainstream debates about autism, even if noone disputes that autism is very often

accompanied by real difficulties that can be detrimental to well-being. A related point is that the puzzle piece implies that autistic people are somehow incomplete and need to be made whole. This links to the question of whether it is desirable, or ethical, to seek a 'cure' for autism.

...

The puzzle piece is therefore no longer an apt, or even adequate, symbol for autism as we currently understand it.

In the face of this, and after much prolonged deliberation, the editors of Autism decided to act. Over the last year, we have talked to people of a range of backgrounds about the puzzle piece on the cover of our journal and what could replace it. We have discussed with autism researchers, autistic and non-autistic alike, with activists and campaigners and with professional designers (at no additional cost to the journal itself). Autistic input was essential to this process.

Agreement was not immediately easy to reach – the symbolism around autism has a long and contentious history – but by listening, trying things out and then listening again, we nonetheless found a way forward. It was clear, quite soon, that the time of the puzzle piece itself had passed, however blameless the intentions of those who had designed it in the past had been. And it was clear too that what should replace it should be free of the negative stereotypes that have blighted the lives of autistic people for far too long (see Gernsbacher et al., 2017, on the puzzle piece specifically).

...

We realise that some will think that an argument about symbols and the covers of journals is trivial, a distraction from what really matters. We disagree. Instead, we believe that we are entering a new era of autism research, an era characterised by a new commitment to equality of participation, an era in which the voices of those who participate in research in all kinds of ways will be listened to and taken seriously at every stage of the research process.

Notes

1. Identity-first language (i.e. autistic person), opposed to person-first language (i.e. person with autism), is preferred by many autistic people and their allies. Therefore, in this article, the authors use predominantly identity-first language (see Gernsbacher, 2017; Kenny et al., 2016; Sinclair, 1999).

2. By 'participation', we mean taking part at any or all parts of the research process – from being a research participant in the orthodox sense to being actively

involved in the design, implementation, interpretation and dissemination of the research itself."
[Autism, 1–2 **(2018)**, DOI: 10.1177/1362361317748556]

Im Original ist der Text, der sich vor allem mit dem Puzzle-Teil als Symbol für Autismus beschäftigt, noch länger – so als ob Autisten und auch ihre Eltern keine anderen Sorgen und Nöte hätten.

Wissenschaft am Ende.

Dafür kommt es, und das nicht nur hier, zu einem Schulterschluss ehemals antagonistischer Gruppen von Pseudo-Helfern und Pseudo-Wissenschaftlern.

Zum Schulterschluss der „Selbstvertreter" mit den „Wissenschaftlern", und das auf Kosten wirklicher Hilfe.

Die drängenden ernsthaften Probleme werden ignoriert, und statt dessen über zum Beispiel „identity first" diskutiert.

Das hilft einem massiv Suizid gefährdeten Autisten natürlich gewaltig. Oder verzweifelten Eltern, die doch nur möchten, dass ihrem autistischen Kind geholfen wird.

Ich kann gar nicht so viel essen, wie ich kotzen möchte.

VII.   TAG 6, 18.11.2018

Depression
>   4 von 10 Punkten

Rationales Kalkül
>   10.000 zu 0 für Suizid

Die Depression, und damit die starken Impulse, sich das Leben zu nehmen, verschwindet langsam. Aber die Option Suizid aufgrund rationalen Kalküls wird mächtiger. Die Analyse der entsolidarisierten Gesellschaft, der Strukturen von vorgetäuschter Hilfe und Pseudo-Wissenschaft erwecken wenig Hoffnung.
Die Option Suizid bleibt mächtig, zumal nicht nur andere Optionen, sondern auch die Energie, sich dies zu erkämpfen, im Augenblick fehlen.
So gut, richtig und wichtig auch das Solidar Hotel ist, so ist auch klar, dass ich mich von diesem trennen muss.
Würde ich einfach so weiter machen wie bisher, spätestens in einem Jahr wäre ich wieder suizidgefährdet.
Vor 18 Monaten war ich es schon einmal – Dank Solidar Hotel und fehlender Unterstützung.

1   Das „Solidar Hotel Goldener Stern"

Es braucht nicht viel Überlegung, um zu einem Projekt „Urlaub für Familien mit (autistischen) Kindern" zu gelangen, egal wie man es nennen mag.

Zur Entwicklung und auch psychischen Gesundheit benötigen alle Kinder, alle Menschen, egal ob autistisch oder nicht, soziale Interaktion.

Autisten wie auch ihre Familien haben besonders hohe Stress-Niveaus.

Stress aber steht einer sozialen Interaktion und damit der Entwicklung und psychischen Gesundheit im Wege.

Das zu begreifen ist nicht schwer. Und Urlaub als Möglichkeit, Stress zu reduzieren und mit anderen in soziale Interaktion zu treten, bietet sich als Lösung an.

Weil ich das sehe und über die notwendigen Kompetenzen im Bereich Hotellerie verfüge, habe ich das „Solidar Hotel Goldener Stern" ins Leben gerufen.

Aber es ist nicht meine Aufgabe!

Ich mache es, weil ich es kann. Aber es wäre die Aufgabe von „autismus deutschland", „Aspies e.V" und wie sie alle heißen, die Pseudo-Helfer.

Aber anstatt es zu machen oder wenigstens zu unterstützen, wird das Projekt sogar noch von diesen Vereinen boykottiert, die Informationen über diese Möglichkeit

43

nicht weitergeleitet … Der größte Feind der Pseudo-Helfer ist wirkliche Hilfe. So wie der größte Feind für die Pseudo-Wissenschaftler **wirk**-liche Wissenschaft ist.

2   Selber suizidgefährdet?

Gerne würde ich denen, die selber mit den Impulsen und Gedanken an einen Suizid ringen und akut in einer Depression stecken, den Rat geben können:
„Suche Dir professionelle Hilfe!".
Doch es sollte klar geworden sein, dass es diese kaum gibt. Dass suizidgefährdete Autisten meistens auf Pseudo-Hilfe und falsche Freunde treffen werden.
Dass also das Suizid-Risiko sogar noch steigt, wenn man in der Hoffnung auf Hilfe die letzten Energiereserven aktiviert – und dann erneut ins Messer läuft.
Wenn man wieder überhört und ausgegrenzt wird, als Fortsetzung der bisherigen Ausgrenzung, des bisherigen Mobbings.
Gerne würde ich sagen können „Suche andere Optionen, neue Wege ..."
Doch die Energie für diese Suche fehlt ja meistens.

Vielleicht könnte ich Dir helfen – aber ich darf es nicht.
Denn ich bin ja kein Psychotherapeut oder Psychiater.

VIII.   TAG 7, 19.11.2018

Depression
>3 von 10 Punkten

Rationales Kalkül
>10.000 zu 0 für Suizid

Energie
>3 von 10 Punkten

Leben bedeutet, sich unter Aufwand von Energie gegen die Entropie zu behaupten.

„Aus Staub seid ihr – und zu Staub werdet ihr werden."
Fehlt die notwendige Energie, dann geht das Leben zu Ende. Man ist „lebensmüde".

Das ist nicht der einzige Grund für einen Suizid, aber ein wichtiger.

Meine Energie kommt langsam zurück. Ich bin zwar noch müde, aber nicht mehr lebensmüde.

Mit zunehmender Energie kehrt auch der Zorn wieder zurück. Und der Wille, mich weiter sowohl für das Wohl von Menschen im Allgemeinen und Autisten im Besonderen einzusetzten.

Und der Wille, mit der übrigen Energie, sofern vorhanden, gegen die Pseudo-Helfer und Pseudo-Wissenschaftler anzugehen.

IX. ANKLAGE!

Dass dieses Buch nicht nur das Tagebuch meines Ringens mit der Option Tod ist, sollte mittlerweile klar sein.

Dass es auch eine Anklage ist, sollte deutlich geworden sein.

Noch vor wenigen Jahrzehnten war es kaum denkbar, dass sich einmal Kriegsverbrecher werden vor Gericht verantworten müssen.

Noch nicht lange ist es her, dass sich Priester der katholischen Kirche in Sicherheit wähnen konnten, trotz ihres vielfachen Kindesmißbrauchs.

Und so werde ich alle mir zur Verfügung stehenden Mittel und Wege nutzen, dass die für das Leid und den Tod von vielen tausend Autisten Verantwortlichen sich eines Tages vor Gericht werden verantworten müssen. Wegen ihrer Verbrechen gegen die Menschlichkeit, unterlassener Hilfeleistung und, so komisch sich das im Augenblick auch noch anhören mag, wegen Wissenschaftsverbrechen.

X. NACHWORT

Nach einer Woche Auseinandersetzung mit der Option
Tod kann ich sagen: „Nochmal gut gegangen."
Zumindest bei mir.

Das Eis sowohl für das Solidar Hotel als auch für mich
ist zwar noch dünn, sehr, sehr dünn. Aber es wird täglich
wieder dicker und tragfähiger.

Für mich bestünde also nicht mehr die Notwendigkeit zu
einem „intellektuellen Amok-Lauf mit ISBN".

Doch die vielen Autisten, die sich bereits das Leben
genommen haben, und die, die jetzt und in der Zukunft
auch mit der „Option Tod" ringen und dringend Hilfe
benötigen würden – alle diese Menschen sind Grund und
Verpflichtung genug, nicht nachzulassen.

Und so lange die Klage gegen die Pseudo-Helfer und
Pseudo-Wissenschaftler zu wiederholen, bis sich die
Situation geändert hat und Suizid für Autisten nicht mehr
ein übergroßes Risiko ist.

Dafür bedarf es nicht nur entsprechender Beratungsangebote, sondern auch einer Veränderung der Gesellschaft, um der Ausgrenzung und dem Mobbing von
Autisten entgegen zu wirken, soziale Interaktion zu
ermöglichen und die Integration in den Arbeitsmarkt zu
verwirklichen.

XI. TAG 8, 20.11.2018

Eigentlich hätte das Buch schon zu Ende sein sollen.
Doch das Thema ist recht komplex. Bei mir steht es

Depression
        2 von 10 Punkten
Rationales Kalkül
        10.000 zu 0 für Suizid
Energie
        4 von 10 Punkten

Natürlich nehmen sich nicht nur Autisten das Leben:

*„**Warnungen der Experten verhallen oft ungehört.**
Allein in Deutschland sterben jedes Jahr ungefähr
10.000 Menschen durch Suizid – das sind mehr als durch
Verkehrsunfälle, Gewalttaten, illegale Drogen und Aids
zusammen. Konkret bedeutet das: Alle 53 Minuten nimmt
sich ein Mensch das Leben. Etwa 150.000 Suizidversuche
werden jedes Jahr in Deutschland verübt, obwohl es
hierzu keine verlässlichen Studien gibt. Dabei begehen in
keinem anderen Lebensabschnitt so viele Menschen
Suizidversuche wie vor dem 25. Lebensjahr. Nach
Unfällen sind Suizide die zweithäufigste Todesursache in*

der Altersgruppe der 15- bis 20-Jährigen. Jeden zweiten Tag stirbt in Deutschland ein Jugendlicher durch seine eigene Hand."
[https://www.abendblatt.de/nachrichten/article211843431/Alle-53-Minuten-ein-Suizid.html]

Aber Autisten haben ein besonders hohes Risiko. Und zudem noch besondere Schwierigkeiten, sich Hilfe zu holen oder Beratungsangebote wie die Telefonseelsorge in Anspruch zu nehmen.

1   Suizidprävention

Heute habe ich aufgrund des oben als Ausschnitt zitierten Artikels die „Deutsche Gesellschaft für Suizidprävention" www.suizidprophylaxe.de per E-Mail kontaktiert und auf die besonderen Probleme von Autisten versucht aufmerksam zu machen. Große Hoffnung auf eine Antwort habe ich allerdings auch hier nicht.
Notwendig wären zum einen eine umfassende Information der Beratungsstellen über Autismus und die Besonderheiten im Umgang mit Autisten.
So haben viele Autisten Probleme mit dem Telefonieren und sind nicht zugänglich für „soziale Fellpflege" in Form von Beteuerungen, z.B. dass alles gut werden wird.

Autisten brauchen einfach Fakten und Sachinformationen, reale Unterstützungen und keinen small-talk. Zum anderen aber ist nicht nur deshalb eine prinzipielle Neugestaltung bzw. Ausbau der Beratungsangebote notwendig. Wie aus dem zitierten Artikel hervor geht, sind es besonders viele Jugendliche, die sich das Leben nehmen. Zwar gibt es zum Beispiel mit dem Angebot der Telefonseelsorge online.telefonseelsorge.de ein Online-Angebot mittels Chat oder E-Mail. Ich wage jedoch zu bezweifeln, dass dies unter Jugendlichen bekannt ist. Zum anderen sind die heute aktuellen Kommunikationswege bei Jugendlichen Skype, Messenger wie WhatsApp oder Telegram, …

Die Beratungsangebote sollten so niederschwellig wie möglich sein. Mich hat vom Suizid unter anderem die Hürde abgehalten, dass ich Krishna hätte zurück geben müssen.

Andere werden jedoch von Beratung abgehalten, weil die Hürden, diese Angebote aufzusuchen, zu hoch sind.

Und welcher Jugendliche bitteschön wendet sich an die „Telefonseelsorge"? Ein Name aus dem vorigen Jahrhundert, riecht nach Muff und Staub.

Die meisten regionalen Beratungsangebote verfügen dagegen überhaupt nur über eine Telefonnummer.

Notwendig wäre zudem die Verbreitung der Informationen über Beratungsangebote bei Autisten.

So wie es in der Jugendarbeit „Streetworker" als „aufsuchende Jugend- und Sozialarbeit" gibt, so müsste es auch eine „aufsuchende Suizidprävention" geben!

XII.   TAG 9, 21.11.2018

Depression
>   2 von 10 Punkten

Rationales Kalkül
>   10.000 zu 0 für Suizid

Energie
>   6 von 10 Punkten

Zorn
>   50 von 10 Punkten

Bisher keine Antwort von der DGS. Wenn man weiß, dass sich ca. alle 50 Minuten ein Mensch das Leben nimmt, dann ist ein Tag schon eine sehr lange Zeit. Und es ist leider vorhersagbar, dass es gar keine Antwort geben wird! Es gibt viele Wichtigtuer, die nichts wichtiges tun.

Ich fühle mich wie Kaptain James T. Kirk auf der Enterprise nach einem feindlichen Angriff. Die durch den Angriff ausgefallenen Systeme wie Antrieb, Verteidigungsschilde, Energie … fahren langsam wieder hoch. Der feindliche Kommandant hatte die Kapitulation verlangt … aber nicht bekommen. Nun komme ich langsam wieder in den Kampfmodus.

Gestern kippte wieder die Situation. Letztlich habe ich das erwartet, aber nicht so schnell. Auf einmal war das Geld für den Tausch der Heizungen doch nicht da, wurden wieder Pseudo-Lösungen und der „Joker" präsentiert. Narzissten sind Meister der Manipulation. Was einem bleibt, um sich zur Wehr zu setzen, ist Gegen-Manipulation. Und das ist meine aktuelle Strategie.
„Um beliebt zu sein, muss man sich das Fell des dümmsten Tieres umhängen."

1   Die Arschloch-Krankheit

Narzissmus ist die "Arschloch-Krankheit", die beide Aspekte extrem verkörpert. Zum einen sind Narzissten maximal persönlich verletzend, manipulativ, Argumenten und der Wirklichkeit gegenüber nicht zugänglich, haben "alternative Fakten", sind destruktiv ...
Zum anderen ist Narzissmus eine Krankheit, die aus Traumatisierung(en) in der Kindheit herrührt und in der Regel zusammen mit einer dissoziativen Persönlichkeits-struktur, Depressionen und Suchtproblematik einhergeht. Bei der dissoziativen Persönlichkeitsstruktur ist in der Regel eine primäre Persönlichkeit vorhanden, häufig auf dem emotionalen Niveau eines Kindes, und mindestens eine zweite narzisstische Persönlichkeit. So hat man es mit zwei Persönlichkeiten zu tun, die oft sehr virtuos von

Narzissten eingesetzt werden, um die Mitmenschen zu manipulieren. Da ist man einmal der fantastische Gründer und Geschäftsführer, das andere mal der schlimmste und böseste Mensch der Welt. Und das ohne jeglichen Respekt, also vollkommen unabhängig von erbrachten Leistungen, vorhandenen Kompetenzen ...

Narzissten ködern ihre Mitmenschen, geben nur so lange, bis sie meinen, man hätte den Köder gefressen und säße nun an der Angel, um ausgebeutet zu werden, egal ob emotional, körperlich oder finanziell.

Opfer wird man durch die zumindest am Anfang kaum zu durchschauende Manipulation.

Opfer bleibt man durch Wertstarrheit.

„... ich kann mir kein anschaulicheres Beispiel für Wert-starrheit denken als die alte südindische Affenfalle, deren Funktionsprinzip die Wertstarrheit ist. Die Falle besteht aus einer ausgehöhlten Kokosnuß, die an einen Pfahl angebunden ist. In die Kokosnuß kommt eine Handvoll Reis, nach dem der Affe durch ein kleines Loch greifen kann. Das Loch ist groß genug, daß er die Hand hinein-stecken kann, aber zu klein, um die Faust mit dem Reis wieder herauszuziehen. Der Affe greift hinein und ist auf einmal in der Falle gefangen – aber nur wegen seiner Wertstarrheit. Er ist außerstande, den Reis neu zu bewerten. Er vermag nicht zu erkennen, daß Freiheit

ohne Reis mehr wert ist als Gefangenschaft mit Reis. Die
Dorfbewohner kommen, um ihn zu packen und fortzu-
schleppen. Sie kommen näher. . . immer näher. . . jetzt!
Welchen allgemeinen Rat - keinen spezifischen, sondern
welchen allgemeinen Rat würden Sie dem bedauerns-
werten Affen in dieser Zwangslage geben?"
[Robert M. Pirsig (1995): Zen und die Kunst ein
Motorrad zu warten.]

Ich lasse das Solidar Hotel los, lasse mich nicht weiter
ausbeuten.

2   Kenn ich schon, weiß ich schon, war ich schon ...

Narzissten sind zudem vollkommen beratungsresistent.
Da die Wirklichkeit als bedrohlich empfunden und der
Kontakt mit dieser vermieden wird, exisitert keine Sach-
ebene in Kommunikation, Konflikten und Handeln.
Die Notwendigkeit von Kompetenzen, oder Unterschiede
bei diesen werden ignoriert. Der Narzisst kennt alles,
weiß alles, war alles.
So möchte der Mitgesellschafter nicht nur das Solidar
Hotel übernehmen, und das ohne jegliche Kenntnisse
bezüglich Hotellerie und Gastronomie, auch Krishna
würde er gerne haben. Irgendwie hat er zumindest be-

griffen, dass Krishna für das Haus und die Kinder wichtig ist. Was jedoch das Führen eines Hundes, insbesondere eines Therapie-Hundes, an Kenntnissen und Energie erfordert, wird ignoriert.

Um die Auseinandersetzung mit der Wirklichkeit zu vermeiden, greifen Narzissten immer auf der Beziehungsebene an. Oder sie kritisieren die Form zum Beispiel meiner Bücher, statt des Inhalts. So kann man die Auseinandersetzung mit dem Inhalt im Besonderen und der Welt und Wirklichkeit im Allgemeinen vermeiden.

Das Credo von Narzissten lautet:

„Kommen Sie mir jetzt nicht mit Sachargumenten!"

XIII. TAG 10, 22.11.2018

Abschließendes Resümee:

Als Erfinder und Gründer des Solidar Hotels, als
derjenige der dies aufgebaut hat, werde ich konsequent
aus der GmbH gedrängt.
Und das, so wurde mir in den letzten Tagen bewußt, von
Anfang an. Zugesagte Hilfe der vermeintlichen Helfer
unterblieb genauso wie finanzielle Unterstützung.
Diese kam erst, als ich den Ausstieg aus der GmbH
angeboten und meinen Geschäftsführervertrag gekündigt
habe. Übernommen wird das Hotel von denen, die zum
einen eigentlich hätten helfen und unterstützen sollen,
und denen zum anderen jegliche Kompetenz fehlt.
So werden Engagement und Kompetenz durch Mobbing
verdrängt.
Möglich ist dies aber nur, weil auch jegliche andere
Unterstützung für das Projekt ausblieb.

Auch die sozialpsychologische und entwicklungs-
dynamische Autismus-Theorie wird ignoriert, und ich
persönlich seit Jahren durch die Pseudo-Helfer und
Pseudo-Wissenschaftler gemobbt.

Eine Verbesserung der Suizidprävention für Autisten ist auch nicht in Sicht, weder durch eine Information der Beratungsstellen, noch durch strukturelle Änderungen der Beratungsangebote. Autisten werden also auch weiterhin von der Gesellschaft zum Tode verurteilt. Und das ohne Prozess. „Nur" durch Ignoranz und Mobbing.

Wäre rationales Kalkül ausreichend für einen Suizid, ich hätte Gründe genug.

1   Tanzen auf der Titanic

Von den insgesamt vier Möglichkeiten mit einer Situation umzugehen, die dem Untergang der Titanic vergleichbar ist, sind zwei geläufig:

1.) versuchen, sich zu retten
2.) Tanzen aus Dummheit

Eine weitere Möglichkeit ist die
3.) Buddhistische Abkehr vom Leid

Aber es existiert auch noch eine weitere Alternative
4.) Tanzen aus Einsicht – die beste Möglichkeit!

In dem Wissen, dass das Schiff untergehen wird und nicht genug Plätze in den wenigen Rettungsbooten vorhanden sind, wenn es überhaupt welche gibt, tanzt man die Zeit, die einem noch bleibt, zur Musik des Orchesters, das unbeirrt weiterspielt.

Diese Variante werde ich nun wählen und „privatisieren". Nicht nur der „Stern" wird vorhersagbar durch Ignoranz und Dummheit untergehen, sondern auch die Gesellschaft.

Mit meinen geringen Ansprüchen, ein paar Rücklagen, Verkaufserlösen aus den Büchern und vielleicht noch dem ein oder anderen, nicht zu großen Job, werde ich die nächsten Jahre erst einmal „tanzen".

Und werde mich bemühen, dem Rat von Konfuzius zu folgen:

„Erzürne nicht, setze Dich ans Ufer des ruhigen Flusses und warte, bis die Leichen Deiner Feinde vorbeitreiben."

Bei der Zahl meiner Feinde wird die „Warme Steinach" allerdings kaum reichen ...

XIV. WEITERFÜHRENDE LITERATUR

1 Narzissmus – die Arschloch-Krankheit

Schmidt, B. J., Ganz, A. (2017):
Symbiotischer Narzissmus als Gruppenphänomen.
Beiträge zur klinischen Sozialpsychologie

2 Die rote Reihe

Schmidt, Bernhard J. (2016):
Autismus: Wenn Händewaschen hilft.

Schmidt, Bernhard J. (2017):
Autismus und vorgetäuschte Hilfe.

Schmidt, Bernhard J. (2017):
Autismus und der Kühlschrankmutter Mythos.
Eine Rehabilitierung Bruno Bettelheims.
Beiträge zur Wissenschaftspsychologie

3   Entwicklungsdynamische Autismus-Theorie

Ganz, Andreas; Schmidt, Bernhard J. (2016):
Klartext kompakt.
Frühkindlicher Autismus: Verstehen = Helfen.

4   Erkennen autistischer Kinder

Schmidt, Bernhard J. (2018):
Klartext kompakt.
Ist (m)ein Kind Autist?
Ermutigende Antworten auf eine beängstigende Frage.

5   Autismus in der Schule

Schmidt, Bernhard J. (2018):
Autismus. Beurteilung der Interaktions-Kompetenz für Kita, Schule und Beruf.

Schmidt, Bernhard J. (2015):
Klartext kompakt. Das Asperger Syndrom - für Eltern.

Schmidt, Bernhard J. (2015):
Klartext kompakt. Das Asperger Syndrom - für Lehrer.

Schmidt, Bernhard J. (2016):
Klartext kompakt.
Das Asperger Syndrom - für Schulbegleiter.

6 Mobbing

Schmidt, Bernhard J. (2016):
Klartext kompakt. Das Asperger Syndrom - Zwischen
Mobbing und Inklusion.

7 Reduzierung von Stress und Förderung der Kommunikation durch Hunde

Schmidt, Bernhard J. (2017):
Praxis kompakt: Autismus und Hund

8 Sozio-emotionale Entwicklung von Autisten

Schmidt, B. J.; Döhler, C.; Döhler, D. (2017):
Autismus – Sexualität – Partnerschaft

9 Psychische Störungen bei Autisten

Schmidt, Bernhard J.; Ganz, Andreas (2016):
Klartext kompakt. Das Asperger Syndrom - nicht nur für
Psychotherapeuten.

10 Autismus und herausforderndes Verhalten

Schmidt, Bernhard J. (2018):
Klartext kompakt.
Autismus – Flucht oder Kampf.
Neue Perspektiven auf herausforderndes Verhalten.